1号车间

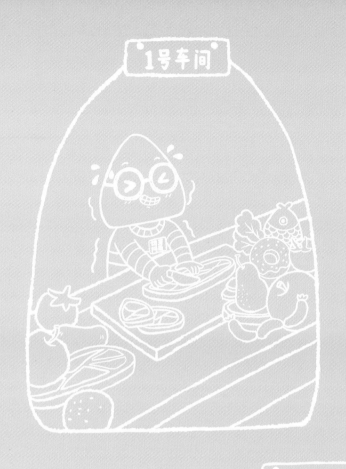

2号车间

3号车间

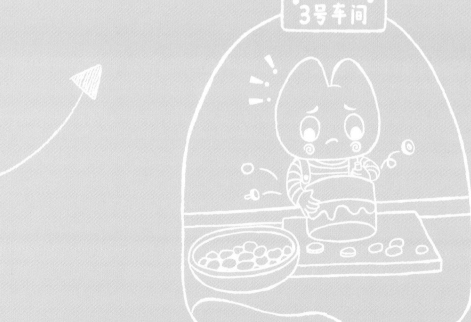

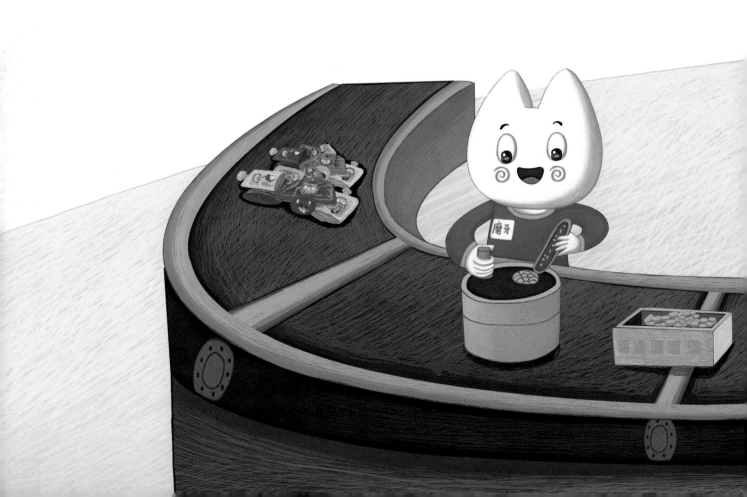

谁是
最厉害的牙

台保军　蒋楚剑 / 主编　陈杨曦 / 著　一超惊人文化 / 绘

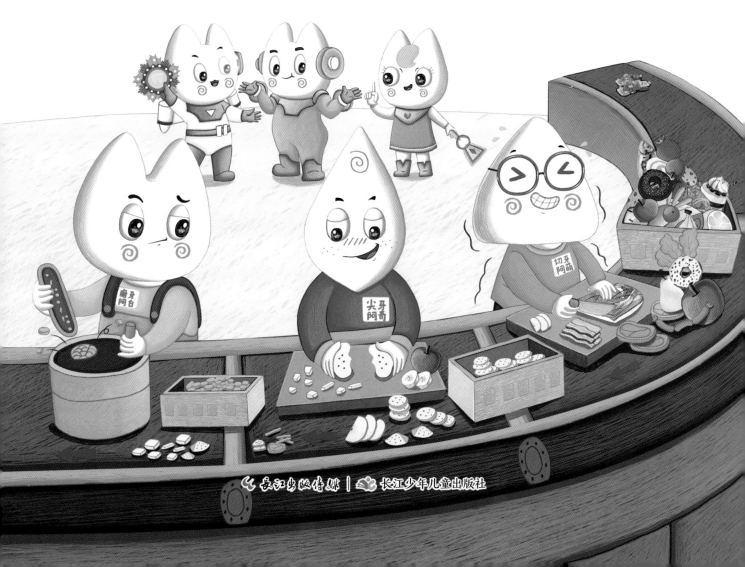

长江出版传媒 | 长江少年儿童出版社

图书在版编目（CIP）数据

谁是最厉害的牙 / 台保军，蒋楚剑主编；陈杨曦著.
— 武汉：长江少年儿童出版社，2022.6
（牙牙精灵健康科普绘本）
ISBN 978-7-5721-2482-2

Ⅰ．①谁… Ⅱ．①台…②蒋…③陈… Ⅲ．①口腔—
保健—儿童读物 Ⅳ．①R780.1-49

中国版本图书馆CIP数据核字(2022)第051568号

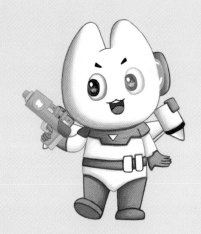

SHEI SHI ZUI LIHAI DE YA

谁是最厉害的牙

出品人：何龙　　**总策划**：何少华　傅篯　　**执行策划**：罗曼

责任编辑：罗曼　黄凰　　**责任校对**：邓晓素

装帧设计：一超惊人文化

出版发行：长江少年儿童出版社　　**业务电话**：027-87679199

督印：邱刚　　**印刷**：湖北恒泰印务有限公司

经销：新华书店湖北发行所　　**版次**：2022年6月第1版　　**印次**：2023年2月第2次印刷

书号：ISBN 978-7-5721-2482-2

开本：787毫米×1260毫米　1 / 20　**印张**：2　**定价**：35.00元

本书如有印装质量问题，可向承印厂调换。

院 士 寄 语

　　口腔健康是全身健康的重要组成部分，口腔疾病会直接或间接地影响儿童的身心健康。党和政府十分重视儿童的健康，国务院发布的《中国儿童发展纲要（2021—2030 年）》特别强调了"儿童与健康"。《牙牙精灵健康科普绘本》的出版恰逢其时。

　　由武汉大学台保军教授带领的科普专家团队，在口腔健康科普领域辛勤耕耘多年，硕果累累，《牙牙精灵战队》动画片就是其重要成果之一。这套历时 3 年，以动画片内容为基础，精心创作、反复打磨的儿童口腔健康科普绘本，是为中国儿童量身打造的全方位护牙攻略。它以生动有趣的儿童语言，活泼可爱的漫画形象，让家长和孩子在趣味阅读中共同学习儿童口腔保健知识，自觉维护口腔健康。"上医治未病"，这正是作者团队身为一线口腔医生的理想与追求。

張志願

中国工程院院士

遇到口腔问题，请呼叫牙牙精灵战队

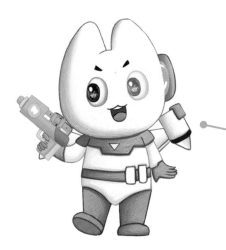

牙牙队长

牙牙精灵战队队长，帅气机智，无论遇到什么口腔问题，他总能带领战队队员成功化解。高压水枪是他的战斗法宝，具有多种模式和功能，既能发射强力波，又能发射激光。

壮牙牙

牙牙精灵战队成员，热爱运动，身强体壮，与细菌作战毫不畏惧，但偶尔有些冒失。他车技一流，能驾驶多种车辆；身怀"强力回旋踢"等独门绝技。

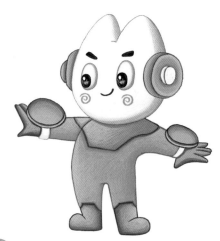

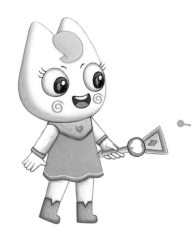

美牙牙

牙牙精灵战队成员，聪明可爱，有一点臭美。美牙棒是她的秘密武器，美牙棒既能散发具有安抚作用的柔光，又能散发具有破坏力的强冷光。

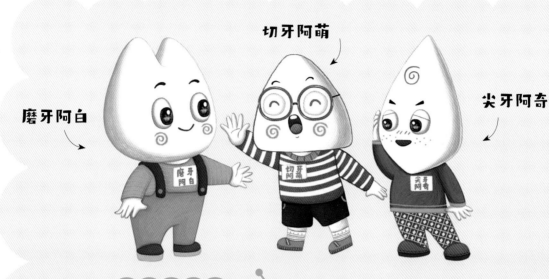

磨牙阿白

切牙阿萌

尖牙阿奇

牙齿三兄弟

三兄弟原本合作生产一种叫吸吸乐的美食，可有一天闹别扭后，他们开始单独工作，却引发了一场食物风波……

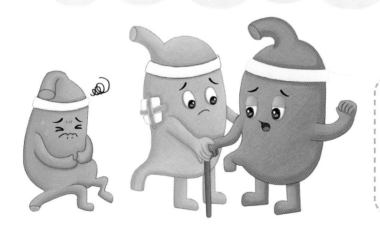

大胃村村民

爱吃美食加工厂生产的吸吸乐，可这段时间吃了后集体生病了，于是来到美食加工厂抗议。

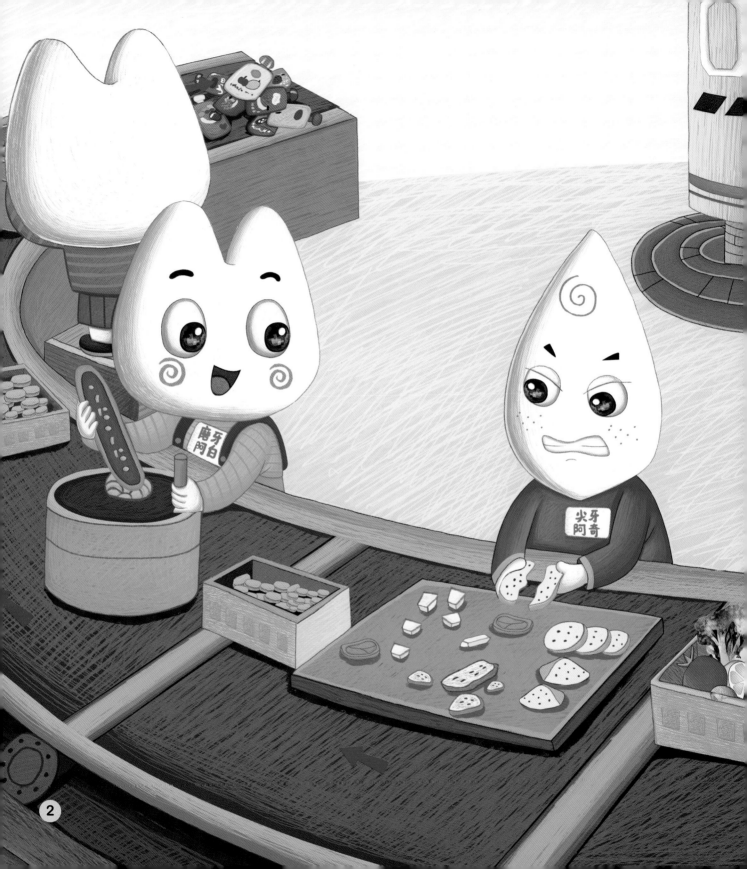

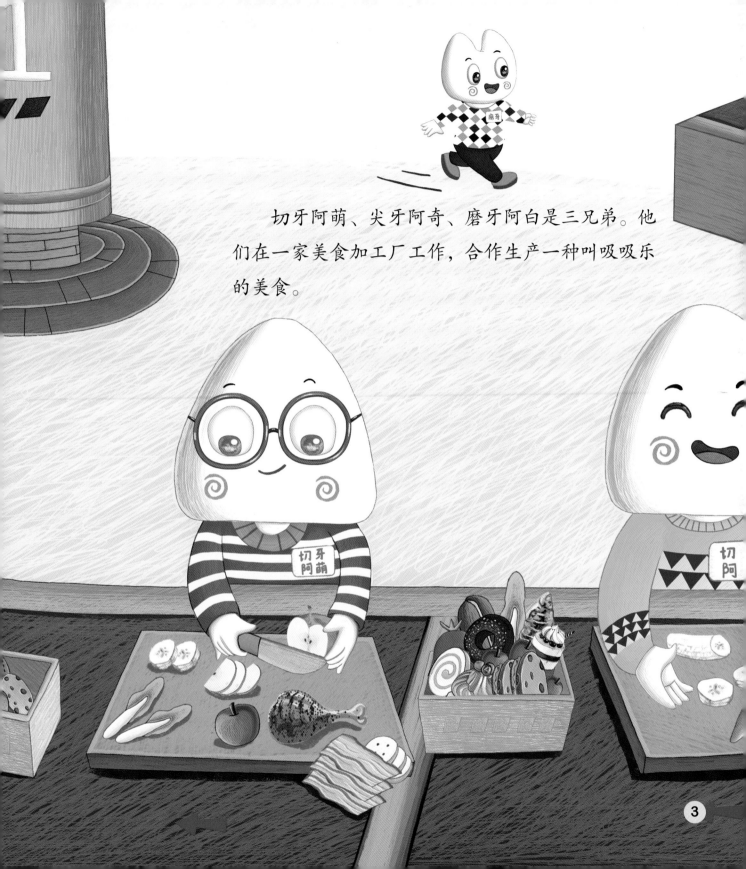

切牙阿萌、尖牙阿奇、磨牙阿白是三兄弟。他们在一家美食加工厂工作，合作生产一种叫吸吸乐的美食。

他们生产的吸吸乐品种丰富，味道鲜美，很受大胃村村民的欢迎。

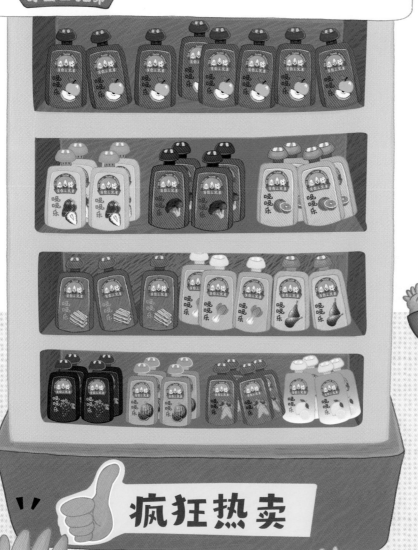

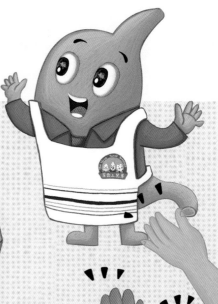

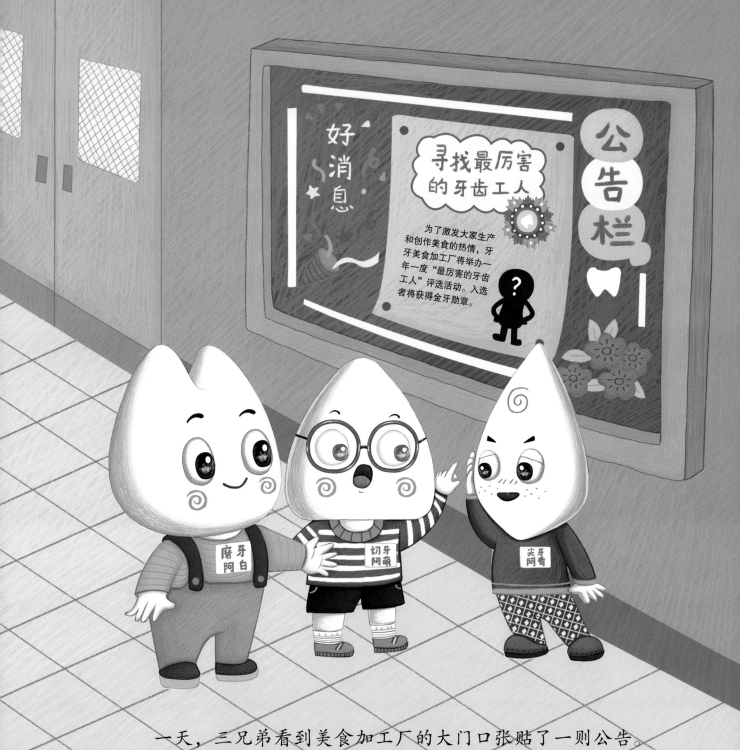

一天，三兄弟看到美食加工厂的大门口张贴了一则公告。
公告上说，工厂要评选出最厉害的牙齿工人，并颁发金牙勋章。

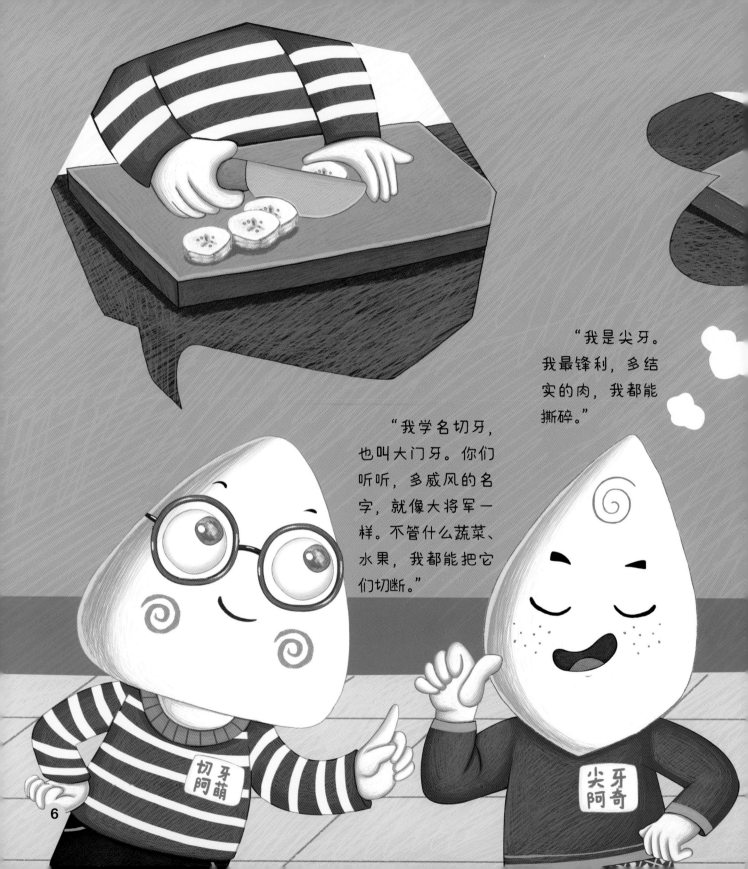

"我学名切牙，也叫大门牙。你们听听，多威风的名字，就像大将军一样。不管什么蔬菜、水果，我都能把它们切断。"

"我是尖牙。我最锋利，多结实的肉，我都能撕碎。"

切牙阿萌

尖牙阿奇

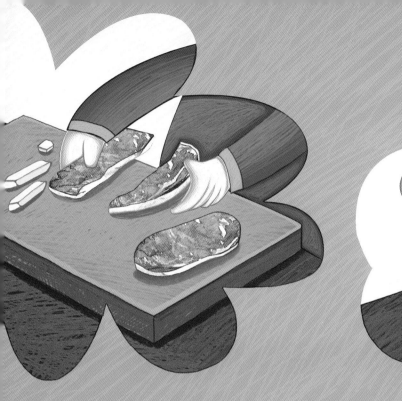

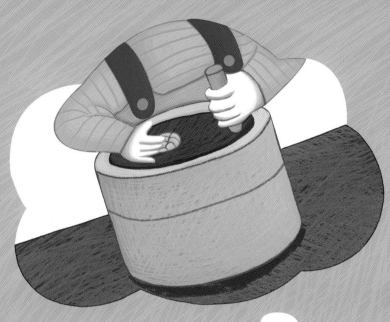

"我是磨牙。我个头最大，就像磨盘一样，能把食物磨得很细小。说起来，你们都得叫我一声大哥呢！"

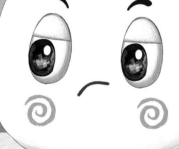

三兄弟都觉得自己是最厉害的。

7

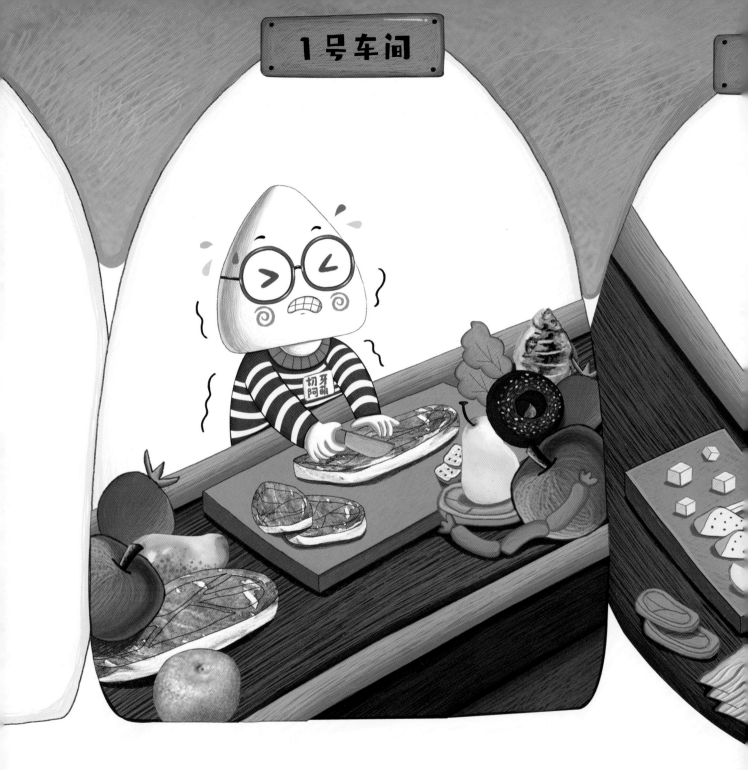

就这样，他们闹起了别扭，谁也不理谁了。

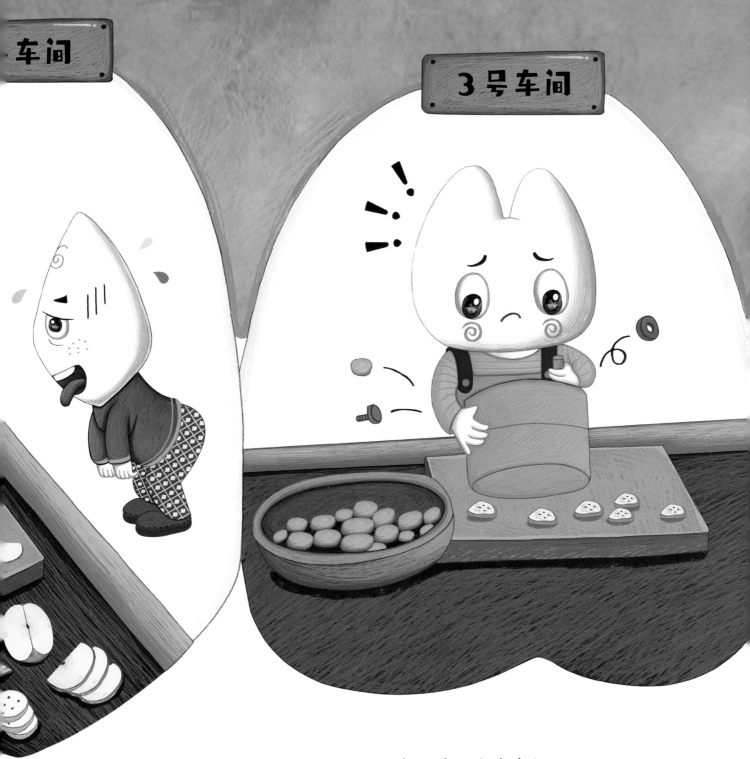

他们开始独自工作，生产食物。

没过多久，美食加工厂前突然聚集了一群来抗议的大胃村的村民。原来他们吃了美食加工厂生产的吸吸乐，最近都生病了。厂长不知如何是好，只得向牙牙精灵们求助。

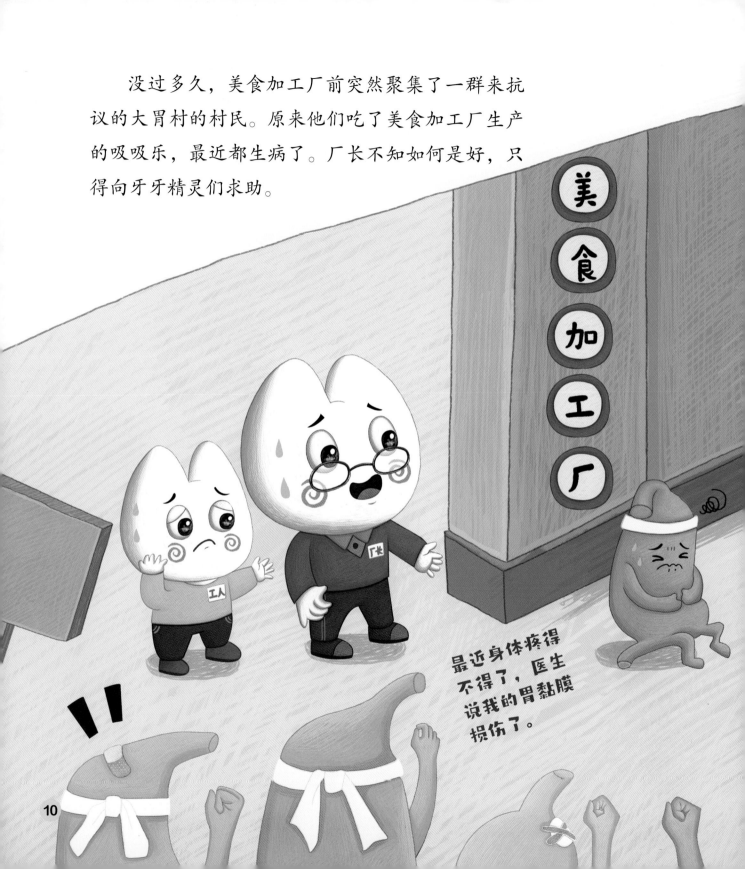

最近身体疼得不得了，医生说我的胃黏膜损伤了。

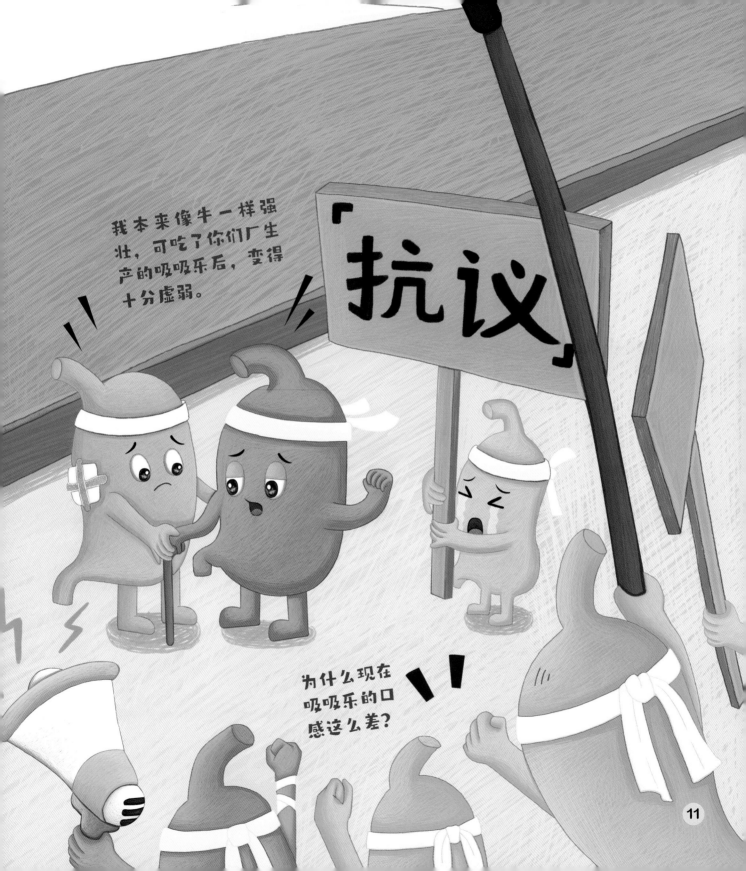

11

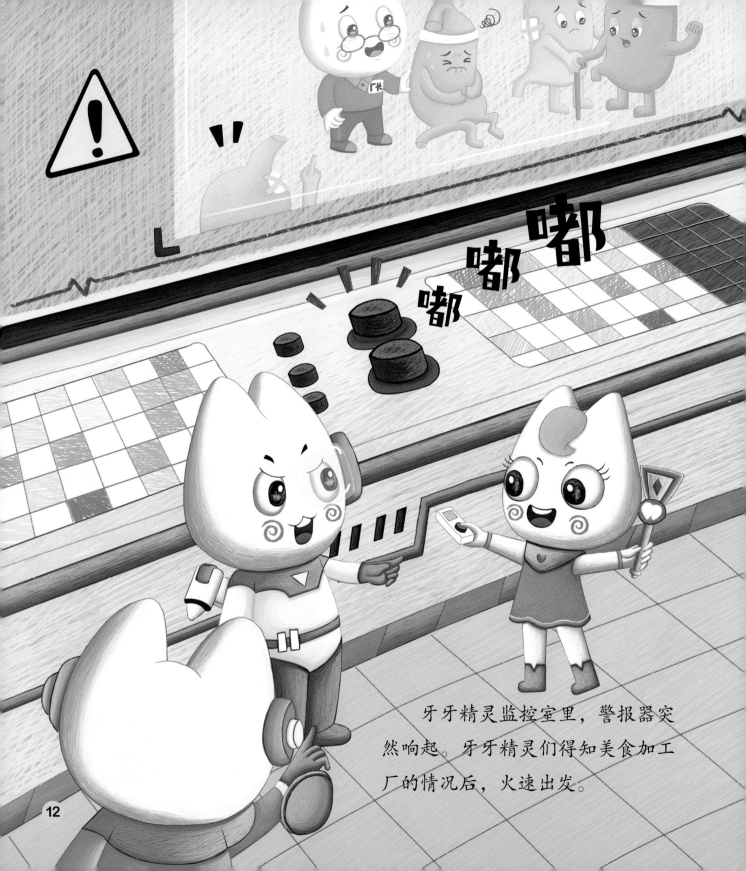

嘟 嘟 嘟 嘟

牙牙精灵监控室里，警报器突然响起。牙牙精灵们得知美食加工厂的情况后，火速出发。

来到美食加工厂后，牙牙精灵们调取最近一个月生产的吸吸乐，发现蔬菜和水果的块头都很大，肉类也是一大条一大条的，而合格的食物应该是像糊糊一样的。

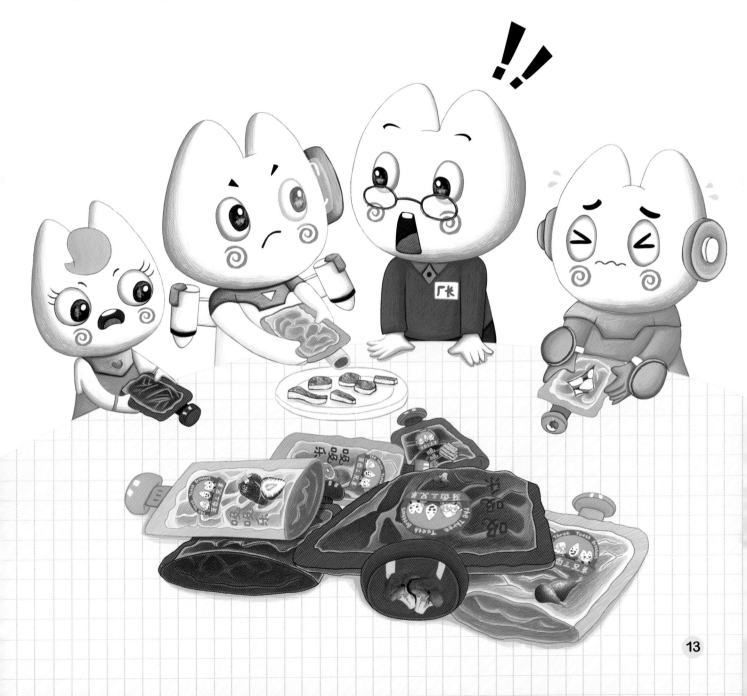

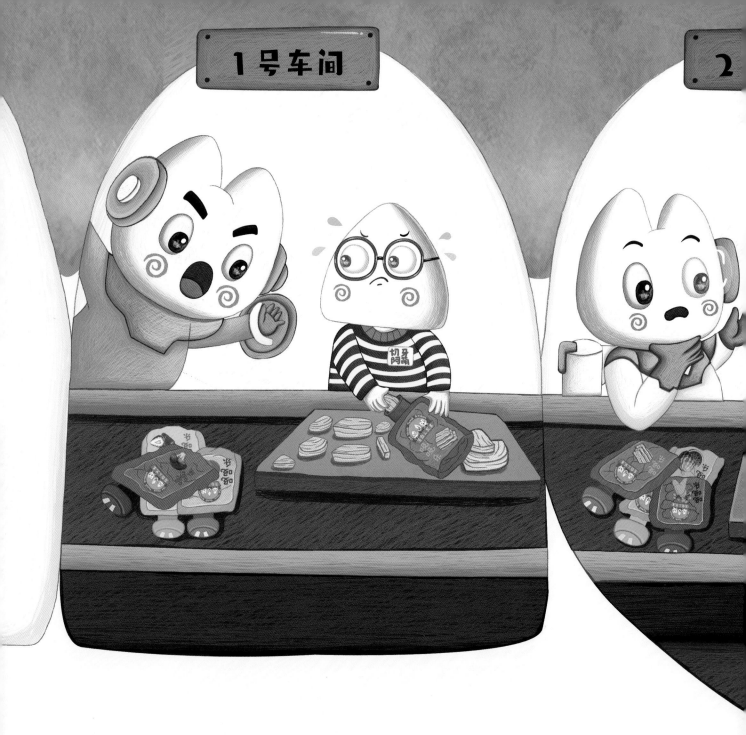

接着，牙牙精灵们来到生产车间，发现了各自忙碌着的三兄弟。

美牙牙好奇地问："你们为什么不在一条生产线上工作呢？"

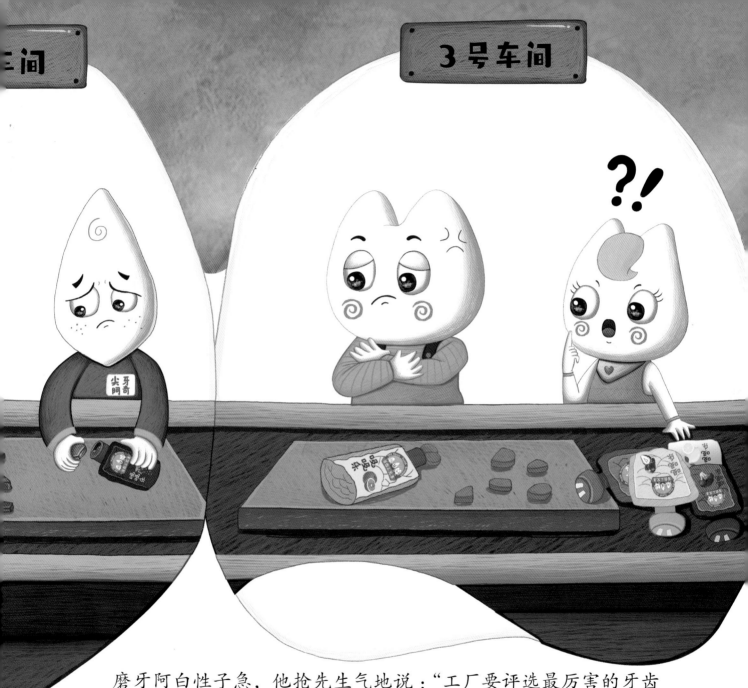

磨牙阿白性子急，他抢先生气地说："工厂要评选最厉害的牙齿工人，我个头最大、力气最大，当然我最厉害，不需要跟他们合作！"

切牙阿萌和尖牙阿奇都很不服气。而此时，牙牙精灵们已经弄清楚了"食物风波"的真相。

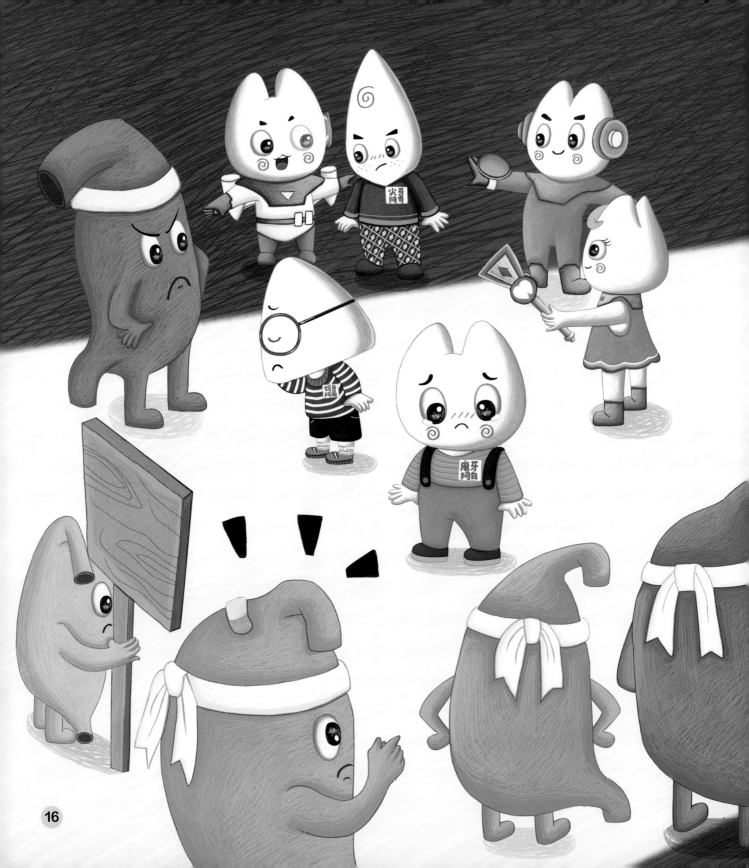

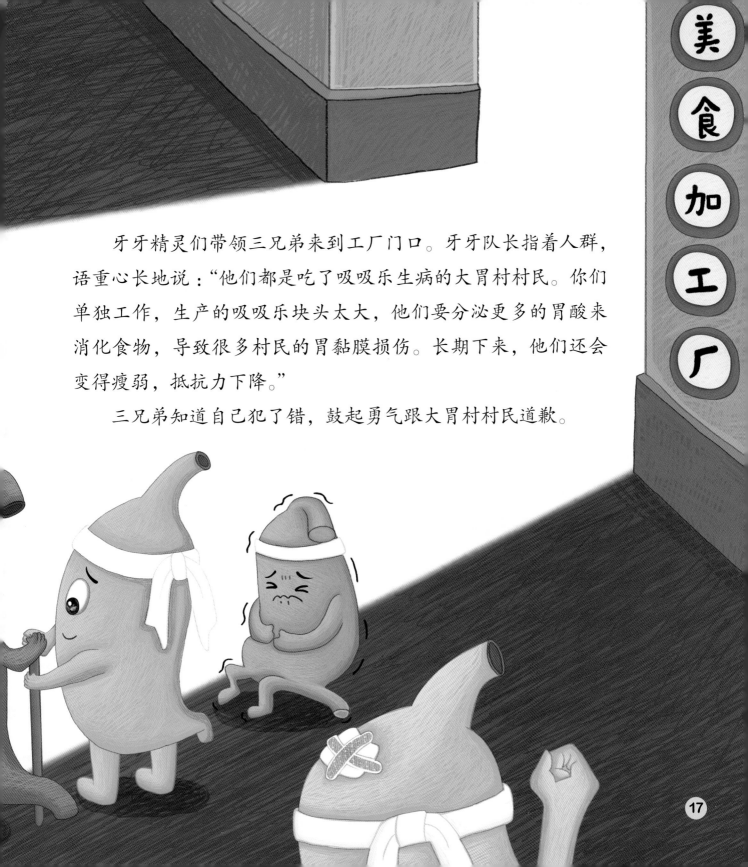

牙牙精灵们带领三兄弟来到工厂门口。牙牙队长指着人群，语重心长地说："他们都是吃了吸吸乐生病的大胃村村民。你们单独工作，生产的吸吸乐块头太大，他们要分泌更多的胃酸来消化食物，导致很多村民的胃黏膜损伤。长期下来，他们还会变得瘦弱，抵抗力下降。"

三兄弟知道自己犯了错，鼓起勇气跟大胃村村民道歉。

三兄弟重归于好，继续合作生产真正美味、健康的吸吸乐！

他们还将新鲜的蔬菜吸吸乐和水果吸吸乐送给那些生病的大胃村村民，提醒他们多喝水。没过多久，大胃村村民都恢复了健康。

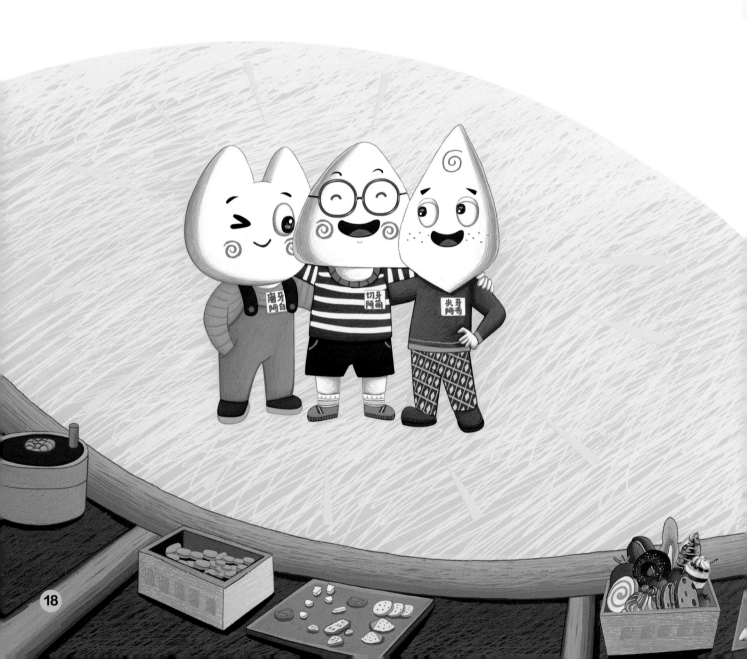

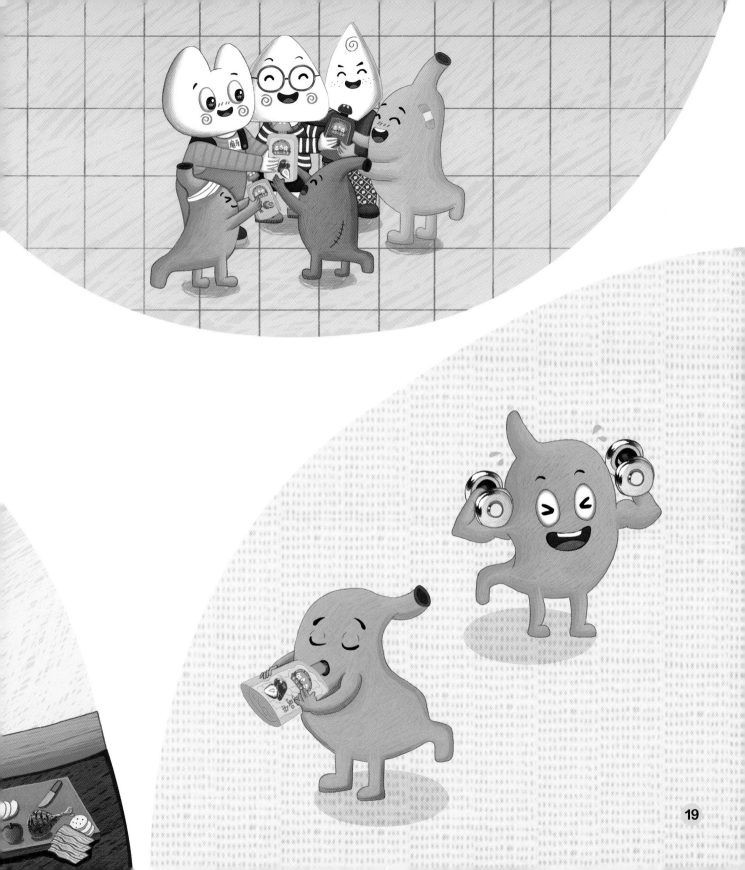

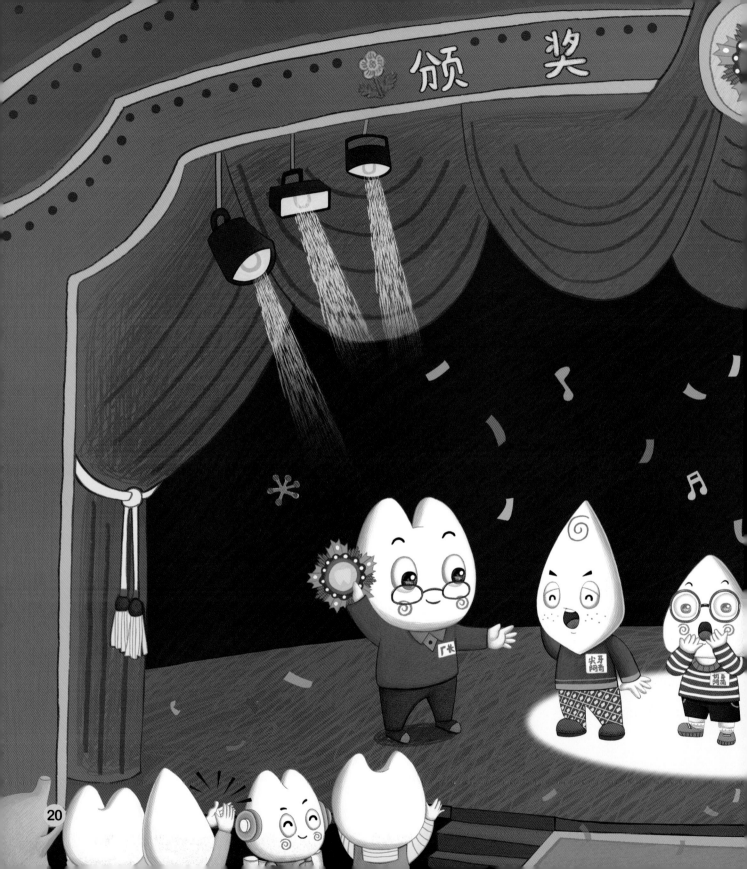

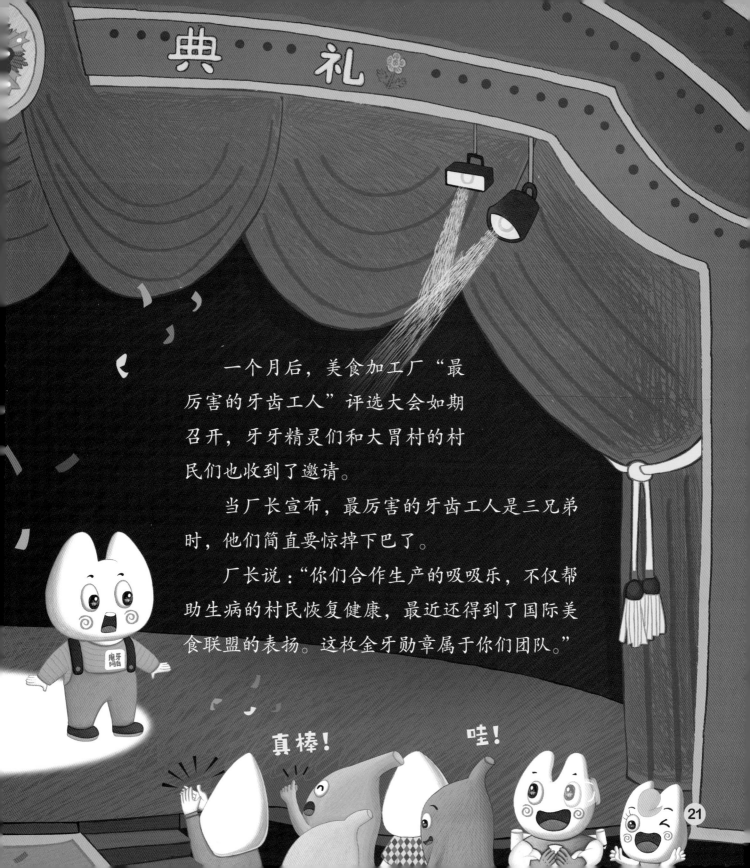

典　礼

一个月后，美食加工厂"最厉害的牙齿工人"评选大会如期召开，牙牙精灵们和大胃村的村民们也收到了邀请。

当厂长宣布，最厉害的牙齿工人是三兄弟时，他们简直要惊掉下巴了。

厂长说："你们合作生产的吸吸乐，不仅帮助生病的村民恢复健康，最近还得到了国际美食联盟的表扬。这枚金牙勋章属于你们团队。"

真棒！

哇！

21

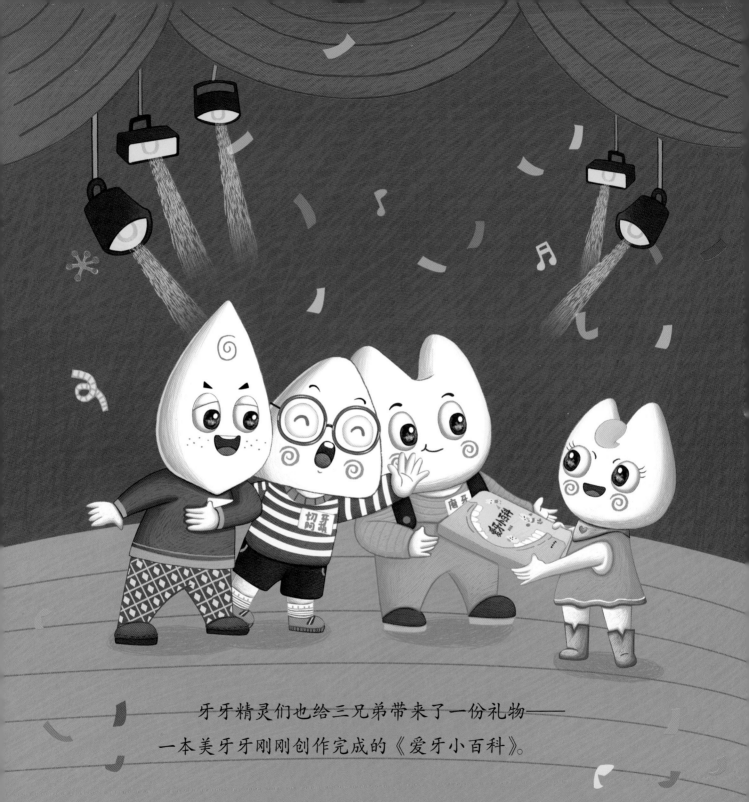

牙牙精灵们也给三兄弟带来了一份礼物——
一本美牙牙刚刚创作完成的《爱牙小百科》。

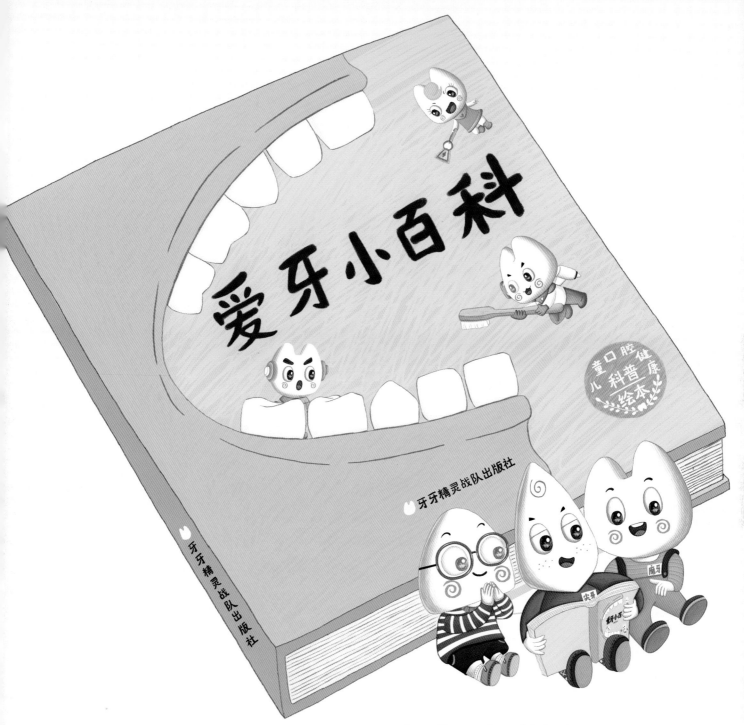

三兄弟又像以前一样亲密无间了，
他们还经常在一起交流书里的内容呢！

我们为什么要长牙？

1. 帮助我们咀嚼食物

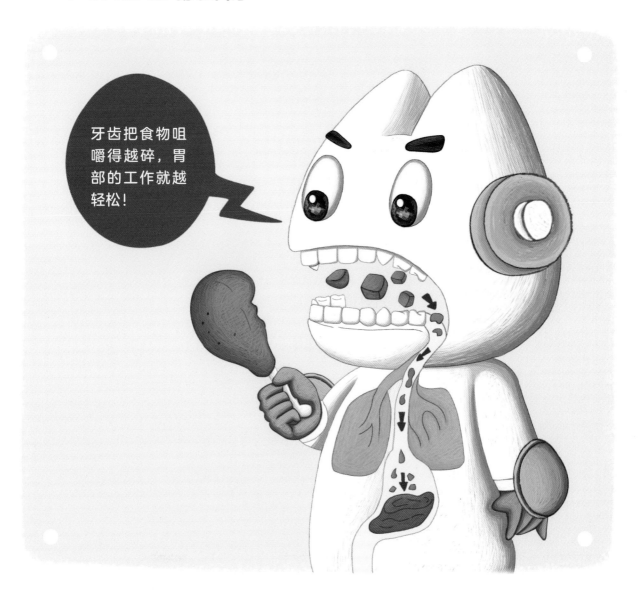

2．帮助我们**发音**

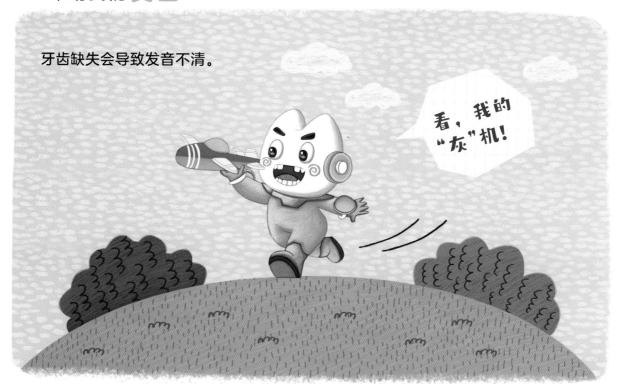

3．让我们的**脸更漂亮**

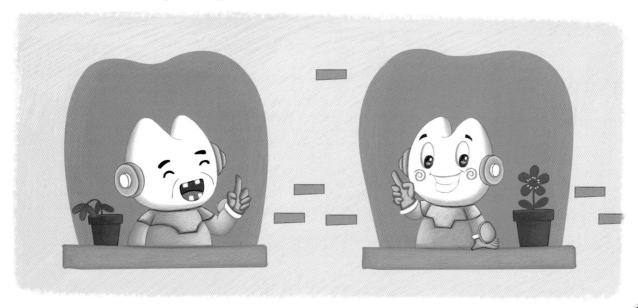

牙齿有什么弱点呢?

1. 脆性大。如果我们用牙齿咬太硬的东西,会导致牙釉质缺损甚至裂开哟!

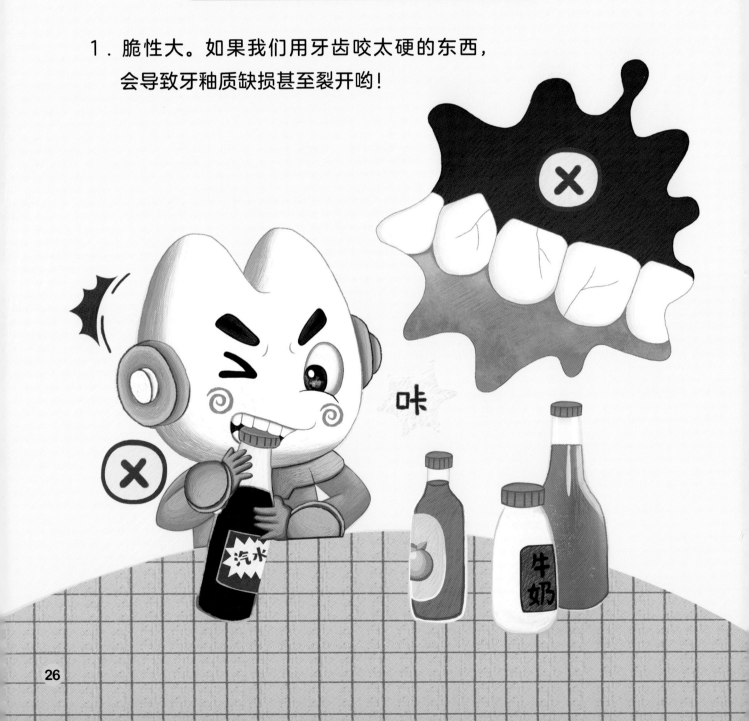

2．牙釉质最怕酸，酸性饮料和食物会腐蚀它，食物残渣发酵也会产生酸。牙釉质被腐蚀后，细菌就会趁机入侵。

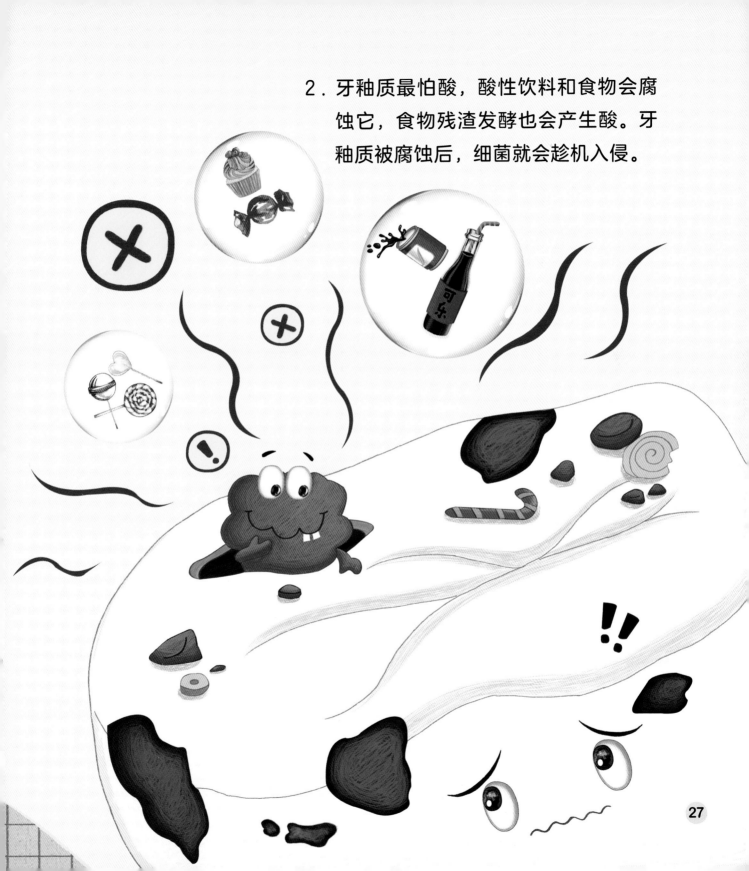

牙齿里面有什么？

牙齿长在骨头里的部分是牙根，露在口腔里的部分是牙冠，牙齿周围软软的、粉红色的部分是牙龈。

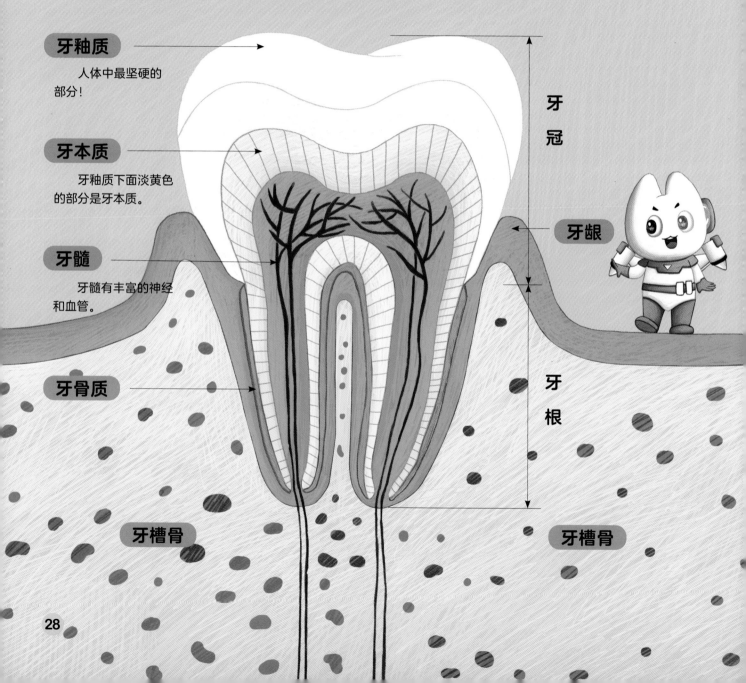

牙釉质
人体中最坚硬的部分！

牙本质
牙釉质下面淡黄色的部分是牙本质。

牙髓
牙髓有丰富的神经和血管。

牙骨质

牙冠

牙龈

牙根

牙槽骨

牙槽骨

28

游戏时间

1. 不同的牙齿，功能也不一样。尖牙、磨牙和切牙加工后的食物，分别是什么样的呢？小朋友，试着连线吧！

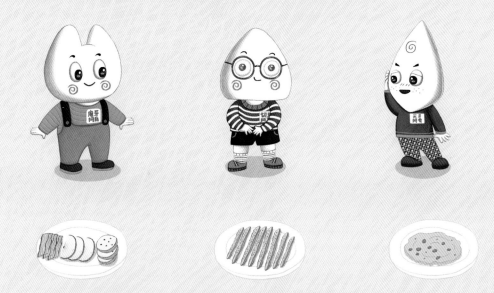

2. 大胃村村民吃了不同的食物，会有不同的反应。小朋友，你能发现大胃村村民和食物的对应关系吗？连连看！

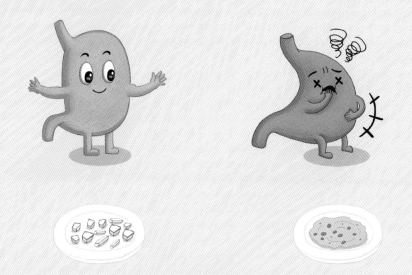

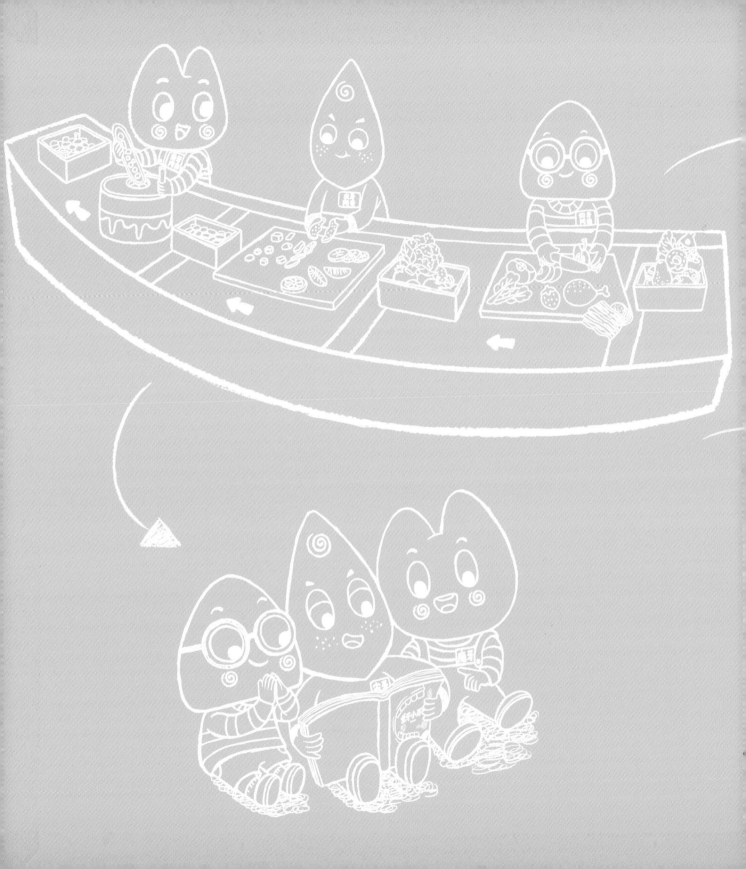